단골약국 되기 프로젝트

한약제제 한 장 약리

한약제제 한장 약리

발행일   2020년 11월 6일

지은이   박병정
펴낸이   손형국
펴낸곳   (주)북랩
편집인   선일영   편집   정두철, 윤성아, 최승헌, 이예지, 최예원
디자인   이현수, 한수희, 김민하, 김윤주, 허지혜   제작   박기성, 황동현, 구성우, 권태련
마케팅   김회란, 박진관, 장은별
출판등록   2004. 12. 1(제2012-000051호)
주소   서울특별시 금천구 가산디지털 1로 168, 우림라이온스밸리 B동 B113~114호, C동 B101호
홈페이지   www.book.co.kr
전화번호   (02)2026-5777   팩스   (02)2026-5747

ISBN   979-11-6539-468-4 13510 (종이책)   979-11-6539-469-1 15510 (전자책)

이 도서의 국립중앙도서관 출판예정도서목록(CIP)은 서지정보유통지원시스템 홈페이지(http://seoji.nl.go.kr)와
국가자료공동목록시스템(http://www.nl.go.kr/kolisnet)에서 이용하실 수 있습니다.
(CIP제어번호: CIP2020046647)

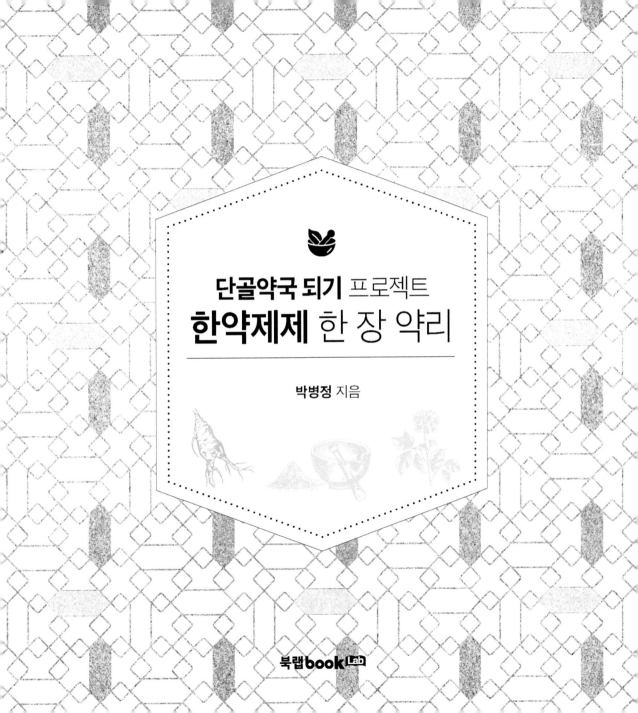

단골약국 되기 프로젝트
한약제제 한 장 약리

박병정 지음

북랩 book Lab

한약제제의 효과가 우수하지만
약리기전 설명이 미흡하여
상담 비중이 감소되고 있습니다.

환자의 건강을 위해
효과가 검증된 한약제제를 충분히 활용할 수 있게
작은 플랫폼을 만들었습니다.

과거의 한약 약리가 아닌 현대적 약리를 접목시켜서
상담의 간편성을 추구했습니다.

여러 논문 자료를 십수년 연구한 약리기전이므로
B+ 정도의 신뢰도를 자평합니다.

바쁜 약국임상에서
신속하고 정확한 권매를 위해
한약제제 한 장 약리 플랫폼을 활용해보세요.

처방명 순서

증상별 분류

소화기

식도염: 반하후박탕 식도염증 부위 재생촉진제

속쓰림: 반하사심탕 위염증 부위 재생촉진제

소화불량: 연라환 한방종합소화제

만성소화불량: 안중조기환 소화액 분비 촉진제

장염: 올위/올가 장염 치료하는 한약제제

과민성소장염: 장나환 장을 따뜻하게 해주는 한약제제

술약: 위푸린산 숙취물질 젖산 해독제

호흡기

감기: 갈근탕 한방 종합감기약

축농증, 비염: 쾌비정 축농, 코분비물 제거제

편도염: 은교산 편도, 인후 한약소염제

기관지염: 소청룡탕 기관지 염증제거제

만성가래기침: 청폐탕 기관지세균 한약항균제

만성마른기침: 맥문동탕 폐윤활액 만들어주는 한약제제

천식: 마행감석탕 기관지분비물 억제제

근골격계

근육통: 정통환 근육피로물질 제거제

신경통: 소경활혈탕 신경피로물질 제거제

관절염: 만풍단 관절독소 해독제

경련통: 작약감초탕 근육 혈액순환제

뇌, 심혈관

불면증: 천왕보심단 수면호르몬 분비제

두통: 거풍지보단 통증물질 해독제

중풍후유증: 강활유풍탕 뇌신경 독소 해독제

가슴갑갑: 우황청심환 뇌홍분, 심장홍분 진정제

화병: 천왕보심단 스트레스호르몬 해독제

비뇨기

요도염/오줌소태: 용담사간탕 요도염, 방광염 한약항균제

요실금/빈뇨: 육미환 방광 혈액순환제

전립선비대: 육미환 전립선 혈액순환제

여성생식기

생리통, 생리과다: 계지복령환 자궁 독소 해독제

생리불순: 정혈보환 자궁 혈액순환제

염증

피부염: 배농산급탕 피부염 한약소염제

타박염: 당귀수산 타박 부위 혈액순환제

치주염: 치골단 치주염 한약소염제

치질: 올자탕 치질염증 한약소염제

피로회복

쌍화탕 피로물질 젖산 해독제

십전대보탕 젖산해독+혈액순환

경옥고 피로물질 해독+영양보충

공진단 체내독소 해독제

갈근탕: 몸살, 두통에 잘 듣는 종합감기약

강활유풍탕: 중풍후유증, 뇌신경독소 해독 한약제제

거풍지보단: 통증물질 해독 한약제제

경옥고: 피로물질 해독, 영양보충 한약제제

계지복령환: 자궁근육 활성산소를 제거하는 한약제제

공진단: 뇌, 심장, 간독소 해독시키는 한약제제

당귀수산: 타박 부위 어혈을 제거하는 한약제제

마행감석탕: 기관지분비물을 억제시키는 한약제제

만풍단: 관절독소를 해독시키는 한약제제

맥문동탕: 폐윤활액 분비시키는 한약제제

반하사심탕: 위염증 부위를 재생시켜주는 한약제제

반하후박탕: 식도염증 부위를 재생시켜주는 한약제제

배농산급탕: 피부 소염작용이 있는 한약제제

소경활혈탕: 신경, 근육, 관절찌꺼기를 해독시키는 한약제제

소청룡탕: 기관지염증을 없애주는 한약제제

십전대보탕: 피로물질, 젖산을 해독시켜주는 한약제제

쌍화탕: 피로물질을 해독시키고, 몸살에 좋은 한약제제

안중조기환: 소화액 분비를 촉진시키는 한약제제

연라환: 한방 종합소화제

올위/올가: 장염을 치료하는 한약제제

용담사간탕: 요도염, 방광염에 항균력이 있는 한약제제

우황청심환: 뇌흥분, 심장흥분을 진정시키는 한약제제

위푸린산, 위풀산: 숙취물질을 해독시키는 한약제제

육미환(요실금): 방광 혈액순환을 돕는 한약제제

육미환(전립선): 전립선 혈액순환을 돕는 한약제제

은교산: 편도, 인후염증을 치료하는 한약제제

을자탕: 정맥 혈액순환을 촉진시키는 한약제제

작약감초탕: 근육 혈액순환을 돕는 한약제제

장나환, 장편환: 장을 따뜻하게 하는 한약제제

정통환, 쾌담환: 근육피로물질을 해독시키는 한약제제

정혈우미단: 자궁 혈액순환을 돕는 한약제제

천왕보심단(불면증): 수면호르몬을 분비시키는 한약제제

천왕보심단(화병): 스트레스호르몬을 해독시키는 한약제제

청폐탕: 기관지세균 항균 한약제제

치골단: 치주염 소염시키는 한약제제

쾌비정, 노즈펜: 부비강염증을 개선시키는 한약제제

갈근 Genistein ▶ Glutamate receptor 차단제

감초 Glycyrrhetinic acid ▶ **Glucocorticoid receptor 자극제** : 세포대사 촉진

강활 Furanocoumarin ▶ Cyclooxygenase(COX) inhibotor

개자 Sinigrin ▶ **Gastrin 분비 촉진제** : 위산 분비 자극

건강 Shagaol ▶ 호중구 H2O2 제거제 ▶ 호중구 분비기능 억제

계지 Cinnamic acid ▶ lactate 환원제

귤피 Rutin ▶ **1. Acetylcholinesterase 차단제** : 위산 분비 자극

　　　　　　　 2. 대식세포 항산화작용 : 식균촉진

길경 Platycodin ▶ **TLR receptor 차단제** : 세포염증반응 차단

꿀 Flavonoid ▶ OH•(hydroxyl radical) 제거제

나복자 Sinigrin ▶ **Aastrin 분비 촉진제** : 위산 분비 자극

당귀 Decursin ▶ **적혈구 PKC 효소 억제제** : 적혈구 골격 유지제

도인 Amygdalin ▶ Estrogen receptor 차단제

독활 Angelol ▶ Cyclooxygenase(COX) inhibotor

마황 Ephedrin ▶ **Epinephrine receptor 자극제** : 호산구, 비만세포 분비기능 억제

목단피 Paeoniflorin ▶ 항산화효소 생산 증강제

박하 Menthol ▶ Ca channel 차단제

반하 Oeic acid ▶ Catenin 단백질 활성화 : 세포이동 촉진

방풍 Deltoin ▶ Cyclooxygenase(COX) 차단제

백자인 Thojene ▶ GABA receptor 자극제 : 신경안정

복령 Pachymic acid ▶ 혈소판 Glycoprotein IIb/IIIa receptor 차단제(2차 응집 억제)

부자 Hypaconitine ▶ 대식세포 Proton pump 차단제 → 대식세포 사멸 촉진

사향 Muscone ▶ Ca channel 차단제

산사자 Quercetin ▶ 답즙 분비 촉진제

산조인 Sanjoinine ▶ Glutamate decarboxylase 생산촉진제 : GABA 생성 촉진 : 불면증 개선

산수유 Ursolic acid ▶ 1. 항산화효소 생산 촉진제 /Anti-bacteria

　　　　　　　　　　　 2. Smooth muscle cell 증식 억제제 : 방광평활근 증식 억제

　　　　　　　　　　　 3. Aromatase 생산 억제제 : 전립선 증식 억제

상백피 Amyrin ▶ Neuraminidase 분비 억제제 : Haemophilus influenza 병원성 억제

석고 CaSO4 ▶ T세포 Apoptosis 촉진제

생지황, 숙지황 Catalpol ▶ 골수 CD133+Circulating endothelial cell progenitor 자극제 : 조혈 촉진

신곡 Amylase ▶ 녹말 분해제

아교 Glycine/Proline/Hydroxyproline/Alanine ▶ Collagen 원료 : 자궁내막 합성 촉진

오가피 Daucosterol ▶ DHEA 생산촉진제 : 코티솔 수용체 차단제

용담 Gentianine ▶ 대장균 Pili 발현 억제제 : 방광염, 요도염 개선

우슬 Oleanolic acid ▶ AMPK 효소 활성화 : 세포내 포식막 형성 증가

우황 Taurine ▶ Ca chennel 차단제 : 뇌신경, 심근흥분 억제

익지인 Yakuchinone ▶ Opioid receptor 자극제 : 위장평활근 이완

인삼 Ginsenoside ▶ 성체줄기세포 Transforming growth factor(TGF) 전사 촉진제 : 세포재생 촉진

의이인 Sitosterol ▶ 대식세포 소포체 독성 유발제 → 대식세포 사멸 촉진

작약 Paeonol ▶ Superoxide 제거제

전갈 Buthotoxin ▶ Acetylcholine receptor 차단제

지실 Auraptene ▶ MMP효소(세포외기질분해효소) 차단제 : 세포외기질 보호

차전자 Aucubin ▶ 대장균 Biofilm 분해제 : 방광염, 요도염 개선

창출(백출) Atractylon ▶ VCAM(vascular cell adhesion molecule, 혈관내피접착분자) 차단제

천마 Vanillin ▶ GABA receptor 자극제

천궁 Cnidilide ▶ α-Adrenergic Receptor 차단제

향부자 Penene ▶ GABA receptor 자극제 : Cortisol 분지 억제

황금 Baicalin ▶ ONOO(과산화질소) 제거제

황기 Isoflavone ▶ OH•(hydroxyl radical) 제거제

황련 Berberine ▶ Sortase 효소 억제제 : 세균세포벽 합성 억제 : 세균용해

형개 Pulegone ▶ Opioid receptor 자극제

홍화 Phytosterol ▶ 대식세포 항산화효소 생산 증강제

단골약국 되기 프로젝트

한약제제 한 장 약리

약사 박병정

몸살, 두통 감기 & 갈근탕

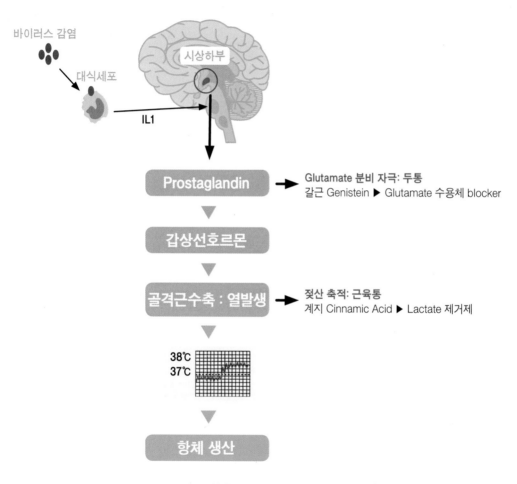

바이러스 감염

대식세포

IL1

시상하부

Prostaglandin → Glutamate 분비 자극: 두통
갈근 Genistein ▶ Glutamate 수용체 blocker

갑상선호르몬

골격근수축 : 열발생 → 젖산 축적: 근육통
계지 Cinnamic Acid ▶ Lactate 제거제

38℃
37℃

항체 생산

갈근탕 주성분: 갈근, 계지

한 줄 톡 두통, 몸살에 잘 듣는 한약제제

Q 몸살이 심합니다.

A. 갈근탕은 근육피로물질을 해독시킵니다.

Q 두통감기가 심합니다

A. 갈근탕은 뇌피로물질을 해독시킵니다.

Q 감기 초기인데 종합적으로 증상이 있습니다.

A. 갈근탕은 한약 종합감기약입니다.

Q 초등학생은 복용을 어떻게 하나요?

A. 1회 1/2포 복용합니다.

Q 부작용은 무엇인가요?

A. 〈마황〉, 〈감초〉가 있으므로 '스탠트' 시술자나 '중증고혈압' 환자는 복용 후 혈압상승이 있거나, 흉통이 있으면 즉시 복용을 중단합니다.

뇌경색(중풍)후유증: 반신불수, 구안와사, 언어곤란 등 & 강활유풍탕

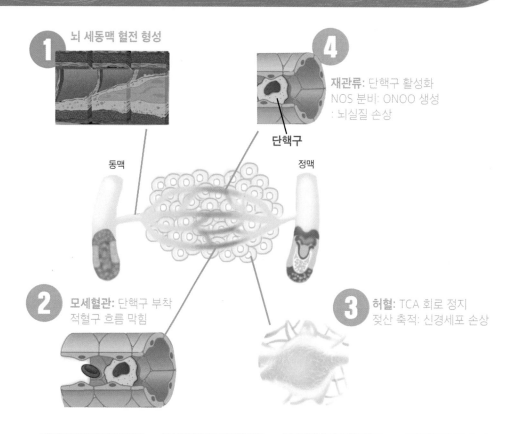

1 뇌 세동맥 혈전 형성

4 재관류: 단핵구 활성화
NOS 분비: ONOO 생성
: 뇌실질 손상

단핵구

동맥

정맥

2 모세혈관: 단핵구 부착
적혈구 흐름 막힘

3 허혈: TCA 회로 정지
젖산 축적: 신경세포 손상

❶ 방풍 Deltoin
: 혈소판 COX 저해
▶ 혈소판 응집 억제
▶ 혈전 억제

❷ 창출 Atractylon
: 혈관내피 단핵구
부착 억제
▶ 적혈구 흐름 개선

❸ 육계 Cinnamic acid
: 젖산 제거제
▶ 신경세포 손상 억제

❹ 황금 Baicalin
: ONOO 제거제
▶ 뇌실질 손상 억제

강활유풍탕 주성분: 방풍, 창출, 육계, 황금

한 줄 톡   중풍후유증 개선시키는 한약제제

Q 중풍후유증이 있는데 어쩌죠?

　A. 뇌신경세포의 독소를 해독시키는 한약제제를 드리겠습니다.

Q 중풍후유증으로 재활치료를 받고 있는데 보완약이 있을까요?

　A. 뇌혈액순환에 도움이 되는 한약제제를 드리겠습니다.
　3개월 정도 장복하십시오.

Q 중풍을 예방하고 싶은데, 어떤 게 도움이 될까요?

　A. 혈관 건강과 뇌신경 건강에 도움이 되는 한약제제를 드리겠습니다.
　하루 1포씩 한 달 정도 복용 후 휴약합니다. 1년에 1~2회(1회 한 달) 복용을 추
　천드립니다.

Q 부작용은 무엇인가요?

　A. 〈감초〉, 〈마황〉이 들어 있으므로 중증고혈압자는 혈압을 관찰하면서 복용합
　니다. 황금, 만형자는 체력을 소진시킬 수 있으므로 너무 기력이 쇠한 경우
　는 복용하지 않습니다.

통증 & 거풍지보단

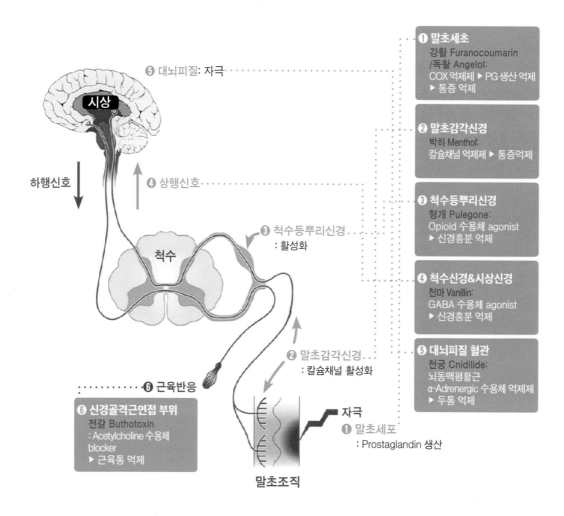

⑤ 대뇌피질: 자극

시상

하행신호

④ 상행신호

척수

③ 척수등뿌리신경
: 활성화

⑥ 근육반응

⑥ 신경골격근연접 부위
전갈 Buthotoxin
: Acetylcholine 수용체
blocker
▶ 근육통 억제

② 말초감각신경
: 칼슘채널 활성화

자극
① 말초세포
: Prostaglandin 생산

말초조직

❶ 말초세초
강활 Furanocoumarin
/독활 Angelol:
COX 억제제 ▶ PG 생산 억제
▶ 통증 억제

❷ 말초감각신경
박하 Menthol:
칼슘채널 억제제 ▶ 통증억제

❸ 척수등뿌리신경
형개 Pulegone:
Opioid 수용체 agonist
▶ 신경흥분 억제

❹ 척수신경&시상신경
천마 Vanillin:
GABA 수용체 agonist
▶ 신경흥분 억제

❺ 대뇌피질 혈관
천궁 Cnidilide:
뇌동맥평활근
α-Adrenergic 수용체 억제제
▶ 두통 억제

거풍지보단: 한방종합 진통제

한 줄 톡   **통증물질 해독 한약제제**

Q 두통이 너무 심한데 어떡하죠?

A. 한방진통제를 같이 드리겠습니다.

Q 근육통이 너무 심한데 어떡하죠?

A. 통증물질을 해독시키는 한약제제를 같이 드리겠습니다.

Q 진통제를 자주 먹는데, 괜찮나요?

A. 진통제는 위장장해가 있으니, 한방진통제로 복용해보십시오.

Q 중풍 예방도 되나요?

A. 혈전억제제(복령)도 들어 있으므로 중풍예방약으로 복용하셔도 됩니다.

Q 효능 중에 <풍열>이 무엇인가요?

A. 한방에서 '風'은 신경 관련 용어이고, '熱'은 염증 관련 용어입니다.
風熱증은 모든 '신경관련통증'을 뜻합니다.

Q 부작용은 무엇인가요?

A. 복용 후 붓거나 혈압이 오르거나 숨이 차거나 어지러우면 복용을 중단하십시오.

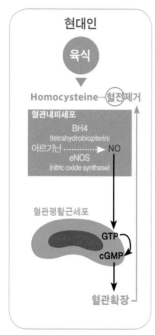

현대인

육식

Homocysteine — 혈전제거

혈관내피세포
BH4
(tetrahydrobiopterin)

아르기닌 ·········· → NO
eNOS
(nitric oxide synthase)

혈관평활근세포
GTP
cGMP

혈관확장

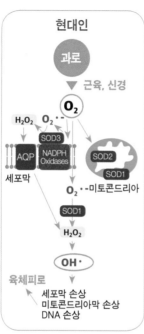

현대인

과로

근육, 신경

O₂

H₂O₂   O₂·⁻

SOD3
AQP   NADPH
Oxidases

SOD2
SOD1

세포막

O₂·⁻ 미토콘드리아

SOD1

H₂O₂

OH·

육체피로

세포막 손상
미토콘드리아막 손상
DNA 손상

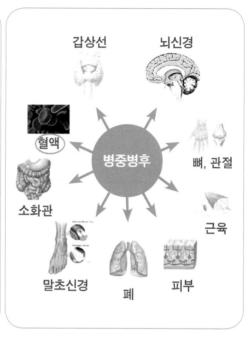

갑상선   뇌신경

혈액

병중병후

뼈, 관절

소화관

근육

말초신경   폐   피부

복령 Pachymic acid ▶ 혈소판 2차 응집 억제 ▶ 혈전 억제

꿀 Flavonoid ▶ OH· 제거제

인삼 Panaxgisenoside ▶ 줄기세포재생 촉진제 ▶ 병중, 병후 세포재생 촉진

생지황 Catalpol ▶ 골수세포 자극제 ▶ 혈구세포 생산 촉진

병중병후
육체피로
허약체질

Q 경옥고는 피로회복에 좋은가요?

A. 활성산소 해독력이 좋아지면 피로가 잘 풀립니다.
   꿀의 플라보노이드 성분이 활성산소 해독제입니다.

Q 경옥고는 혈액순환에 도움을 주나요?

A. 혈전제거에 도움이 되는 복령이 들어 있습니다.

Q 경옥고가 병중병후에 도움이 되나요?

A. 병중병후에 빠른 세포재생이 필요한데요, 인삼이 세포재생을 도와줍니다.
   〈생지황〉은 골수 활동을 자극하여 조혈기능을 도와줍니다.

Q 부작용은 무엇인가요?

A. 꿀이 있으므로 당뇨병이 있는 분들은 혈당을 체크하셔서 지장을 주는지 확
   인하십시오. 또한, 〈생지황〉이 들어 있으므로 변이 묽어질 수 있습니다

자궁근종 & 계지복령환

가임기여성 60%

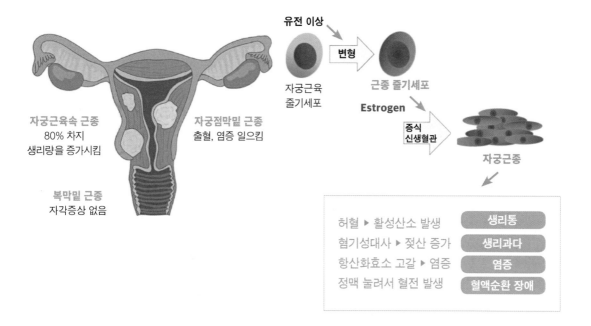

유전 이상

변형

자궁근육 줄기세포 → 근종 줄기세포

Estrogen

증식 신생혈관 → 자궁근종

자궁근육속 근종 80% 차지 생리량을 증가시킴

자궁점막밑 근종 출혈, 염증 일으킴

복막밑 근종 자각증상 없음

허혈 ▶ 활성산소 발생	생리통
혐기성대사 ▶ 젖산 증가	생리과다
항산화효소 고갈 ▶ 염증	염증
정맥 눌려서 혈전 발생	혈액순환 장애

작약 Paeono ▶ Superoxide 제거제
계지 Cinnamic acid ▶ Lactate 제거제
목단피 Paeoniflorin ▶ 항산화효소 생산 증강제
도인 Amygdalin ▶ Estrogen 수용체 blocker
복령 Pachymic acid ▶ 혈소판 2차 응집 억제제

⟹ 계지복령환桂枝茯苓丸

Q 병원에서 자궁근종 판정을 받았습니다. 보완약이 있을까요?

A. 자궁 혈액순환을 촉진시키는 한약제제를 드리겠습니다.

Q 생리혈이 너무 많습니다

A. 가임기여성의 60%가 자궁근종이 있습니다. 근종이 자궁내막의 표면적을 증가시켜 생리량을 늘립니다. 자궁근종에 쓸 수 있는 한약제제를 드리겠습니다.

Q 생리통에도 도움이 되나요?

A. 자궁근종이 있든 없든 생리 시 자궁근육에서 발생되는 활성산소가 생리통을 만듭니다. 계지복령환은 활성산소를 제거하므로 생리통에도 효과가 있습니다.

Q 자궁근종 때문에 유산 경력이 있는데, 계지복령환이 도움이 되나요?

A. 착상이 이루어지는 자궁 중앙에 근종이 있는 경우에는 자궁 아래쪽에서 불완전 착상이 이루어져 유산이 됩니다. 계지복령환으로 근종 크기가 줄 수 있으므로 복용을 권합니다.

Q 자궁근종이 있는데, 불임에도 영향이 있나요

A. 자궁가운데 근종은 착상을 방해해서 불임의 원인이 될 수 있습니다. 복용을 권합니다.

노년기 종합보약 & 공진단

▶ 뇌보약/심장보약/폐보약/위장관보약/간보약/골수보약/영양보충

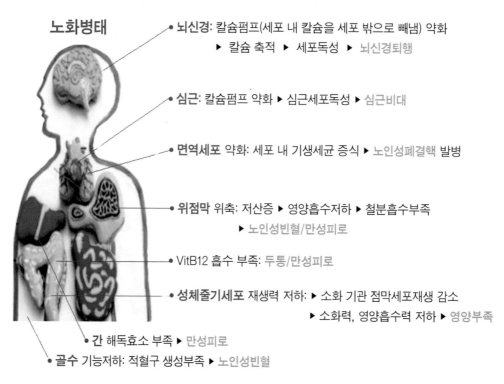

노화병태

• **뇌신경**: 칼슘펌프(세포 내 칼슘을 세포 밖으로 빼냄) 약화
  ▶ 칼슘 축적 ▶ 세포독성 ▶ 뇌신경퇴행

• **심근**: 칼슘펌프 약화 ▶ 심근세포독성 ▶ 심근비대

• **면역세포** 약화: 세포 내 기생세균 증식 ▶ 노인성폐결핵 발병

• **위점막** 위축: 저산증 ▶ 영양흡수저하 ▶ 철분흡수부족
  ▶ 노인성빈혈/만성피로

• VitB12 흡수 부족: 두통/만성피로

• **성체줄기세포** 재생력 저하: ▶ 소화 기관 점막세포재생 감소
  ▶ 소화력, 영양흡수력 저하 ▶ 영양부족

• **간** 해독효소 부족 ▶ 만성피로

• **골수** 기능저하: 적혈구 생성부족 ▶ 노인성빈혈

사향 Muscone: Ca channel blocker ▶ 칼슘 축적 억제 ▶ 뇌신경 보호/심근 보호
산수유 Ursolic acid: Bacteria 증식 억제 ▶ 노인성폐결핵 예방
당귀 Decursin ▶ 적혈구운동 증강제 ▶ 노인성빈혈 개선
인삼 Panaxgisenoside ▶ 성체줄기세포재생 촉진제
녹용 미네랄/콜라겐/필수아미노산/인지질 영양보충
산수유 Ursolic acid: 항산화효소 생산 촉진제 ▶ 간해독
숙지황 Catalpol ▶ 골수세포 자극제 ▶ 노인성빈혈 개선

Q 공진단의 효능은 무엇인가요?

A. 노화에 관련된 증상을 개선시킵니다.

Q 피로에 좋은가요?

A. 녹용에는 미네랄, 인지질, 필수아미노산이 포함되어 있어서 피로회복에 도움
이 됩니다.

Q 무기력증에 좋은가요?

A. 노화 현상 중에 심근과 뇌신경 칼슘 축적에 의한 숨참, 뇌피로가 있습니다.
〈사향(침향)〉은 세포 내 칼슘을 세포 밖으로 청소시킵니다.

Q 어지럼증에 좋은가요?

A. 골수세포를 자극하는 〈숙지황〉이 들어 있어서 조혈작용이 강화됩니다.

Q 갱년기에 좋은가요?

A. 갱년기에 약해진 해독력을 〈산수유〉가 회복시켜줍니다.

Q 부작용은 무엇인가요?

A. 체력이 좋은 경우에는 〈녹용〉이 두통을 일으킬 수 있으며 위장이 냉한 체질
은 〈숙지황〉이 설사를 일으킬 수 있습니다.

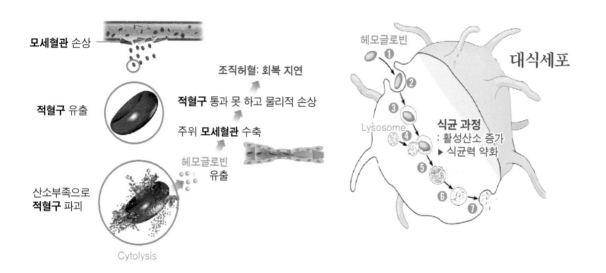

모세혈관 손상

조직허혈: 회복 지연

적혈구 유출

적혈구 통과 못 하고 물리적 손상

주위 **모세혈관** 수축

헤모글로빈 유출

산소부족으로 **적혈구** 파괴

Cytolysis

헤모글로빈

Lysosome

대식세포

식균 과정
: 활성산소 증가
▶ 식균력 약화

홍화 Phytosterol: 대식세포 항산화효소 생산 증가제 ▶ 대식세포 식균력 증가 ▶ 헤모글로빈 처리 빨라짐
▶ 모세혈관 수축 억제

당귀 Decursin: 적혈구 PKC 효소 억제제 ▶ 적혈구 물리적 손상 억제 ▶ 모세혈관 통과 ▶ 조직허혈 개선

당귀수산 주성분: 홍화, 당귀

한 줄 톡   **타박 부위 혈액순환 한약제제**

Q 타박통이 있습니다.

A. 타박 부위 어혈을 푸는 한약제제를 드리겠습니다.

Q 멍 빠지는 먹는 약이 있을까요?

A. 멍은 적혈구 어혈입니다. 어혈을 없애는 〈당귀수산〉을 드리겠습니다.

Q 부딪힌 가슴 부위에 통증이 있습니다.

A. 타박염증을 풀어주는 한약제제를 드리겠습니다.

Q 동상이 있습니다.

A. 동상은 모세혈관수축이 원인입니다. 모세혈관 혈액순환 한약제제를 드리겠습니다.

Q 초등학생도 복용할 수 있나요?

A. 소아에게 적합하지 않은 〈세신〉이 들어 있습니다.
초등학생은 복용하지 않습니다.

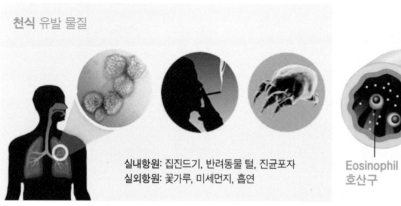

천식 유발 물질

실내항원: 집진드기, 반려동물 털, 진균포자
실외항원: 꽃가루, 미세먼지, 흡연

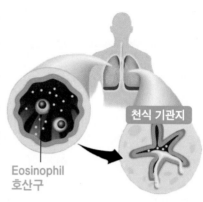

천식 기관지

Eosinophil
호산구

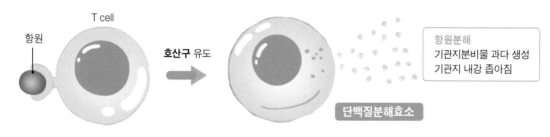

항원

T cell

호산구 유도

항원분해
기관지분비물 과다 생성
기관지 내강 좁아짐

단백질분해효소

석고 CaSO4: T cell 사멸사 촉진

마황 Ephedrin: 호산구 Epinephrine receptor 자극제
▶ 호산구 분비기능 억제

마행감석탕 주성분: 석고, 마황

한 줄 톡 **기관지분비물을 억제시키는 한약제제**

Q 천식이 있습니다. 보완약이 있을까요?

A. 기관지분비물이 많아져서 기관지가 좁아지는 게 천식인데요.
기관지분비물을 억제시키는 한약제제를 드리겠습니다.

Q 심할 때만 보완약으로 복용해도 되나요?

A. 증상이 있을 때만 상비약으로 1~2주 복용하셔도 됩니다.

Q 흡입기, 천식 내과약이랑 병용해도 되나요?

A. 양약은 주로 기관지확장제이고, 〈마행감석탕〉은 분비물 억제제입니다.
병용하면 상승 효과가 있습니다.

Q 부작용은 무엇인가요?

A. 〈마황〉, 〈감초〉는 혈압을 상승시킬 수 있습니다 '스탠트' 시술자나 '중증고
혈압' 환자는 혈압이 오르거나 흉통이 있을 때는 복용하지 않습니다.

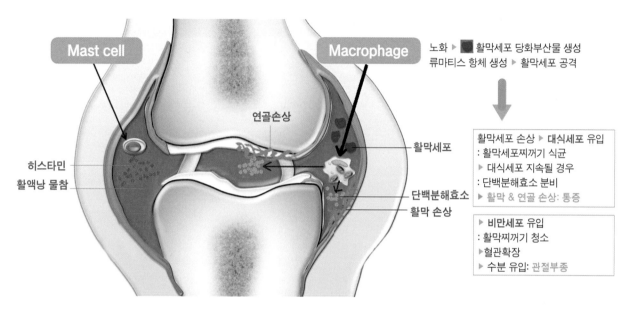

Mast cell

Macrophage

연골손상

히스타민
활액낭 물참

활막세포

단백분해효소
활막 손상

노화 ▶ ■ 활막세포 당화부산물 생성
류마티스 항체 생성 ▶ 활막세포 공격

활막세포 손상 ▶ 대식세포 유입
: 활막세포찌꺼기 식균
▶ 대식세포 지속될 경우
: 단백분해효소 분비
▶ 활막 & 연골 손상: 통증

▶ 비만세포 유입
: 활막찌꺼기 청소
▶혈관확장
▶ 수분 유입: 관절부종

천오(=부자=오두) Hypaconitine: **대식세포** H⁺ pump 억제제 ▶ 대식세포 내 수소이온 축적 ▶ 대식세포 사멸 유도

마황 Ephedrin: **비만세포** β-Adrenergic 수용체 자극체 ▶ 히스타민 분비 억제

거창만령단 주성분: 부자, 마황

한 줄 톡 | 관절독소를 해독하는 한약제제

Q 무릎관절염으로 정형외과 약을 복용하는데, 보완약이 있을까요?

A. 관절찌꺼기를 제거시키는 한약제제를 드리겠습니다.

Q 무릎관절에 물이 차서 외과약을 복용하는데, 보완약이 있을까요?

A. 관절부종을 제거시키는 한약제제를 드리겠습니다.

Q 손가락관절염으로 부기와 통증이 있네요.

A. 관절염을 일으키는 효소반응을 억제시키는 한약제제를 드리겠습니다.

Q 한약제제를 장복하면 좋아질까요?

A. 한약제제의 효능은 효소반응을 억제시켜서 염증반응을 호전시키므로 염증이 좋아지면 복용을 중단하시고, 연골이 좋아질 수 있도록 영양 요법을 하십시오.

Q 처방 중에 천오(부자)가 들어 있는데 부작용은 없나요?

A. 부자성분인 Acotinine은 심장부정맥 부작용이 있는 성분인데, 중탕하면 독성이 거의 없어지는 것으로 보고되어 있습니다. 그러나 '스탠트' 시술자, '중증 고혈압' 환자, 콩팥이 약한 분은 단기 용법으로만 복용합니다.

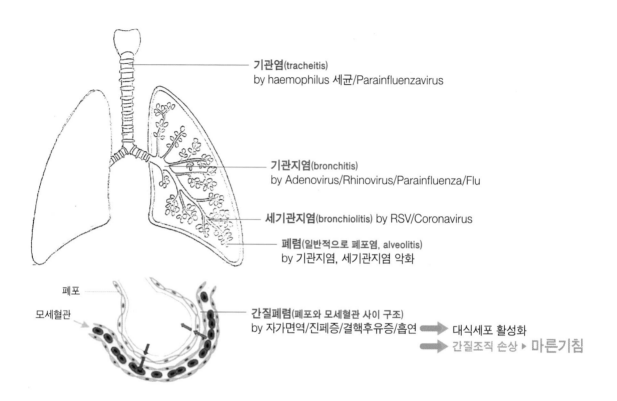

기관염(tracheitis)
by haemophilus 세균/Parainfluenzavirus

기관지염(bronchitis)
by Adenovirus/Rhinovirus/Parainfluenza/Flu

세기관지염(bronchiolitis) by RSV/Coronavirus

폐렴(일반적으로 폐포염, alveolitis)
by 기관지염, 세기관지염 악화

폐포

모세혈관

간질폐렴(폐포와 모세혈관 사이 구조)
by 자가면역/진폐증/결핵후유증/흡연 ➡ 대식세포 활성화
➡ 간질조직 손상 ▶ 마른기침

의이인 Sitosterol: 대식세포 소포체 독성 유발 → 대식세포 자가사멸 촉진

인삼 Panaxgisenoside: 폐 중간엽 줄기세포 TGF 생산 촉진제 → 간질 리모델링 촉진

맥문동탕 주성분: 맥문동, 인삼

한줄톡   폐윤활액을 만들어주는 한약제제

Q 마른기침이 심합니다. 병원 처방약을 먹고 있는데 보완약이 있을까요?

A. 폐윤활액 부족으로 마른기침이 생깁니다.
폐윤활액을 증가시키는 한약제제를 드리겠습니다.

Q 폐에 이상이 없다는데, 마른기침이 심하네요.

A. 폐세포 사이가 건조하면 마른기침이 납니다.
폐세포 사이에 윤활액을 증가시키는 한약제제를 드리겠습니다.

Q 예전에 폐결핵을 치료했는데, 가끔 마른기침으로 고생합니다.

A. 폐결핵 후유증으로 폐조직이 냉해집니다.
폐를 따뜻하게 하는 한약제제를 드리겠습니다.

Q 공장분진을 마십니다. 천식은 아니라는데 마른기침이 있네요.

A. 분진 때문에 폐가 건조해집니다.
폐윤활액을 증가시키는 한약제제를 드리겠습니다.

Q 혈압약을 먹고 있는데 마른기침이 나네요

A. 혈압약 중에 ARB 계열이 마른기침을 일으킵니다. 주치의에게 문의하십시오.

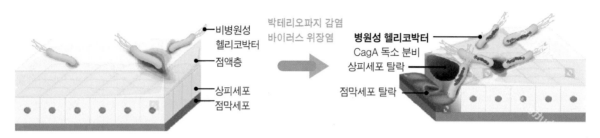

비병원성
헬리코박터
점액층
상피세포
점막세포

박테리오파지 감염
바이러스 위장염

병원성 헬리코박터
CagA 독소 분비
상피세포 탈락
점막세포 탈락

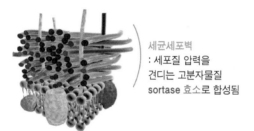

세균세포벽
: 세포질 압력을
견디는 고분자물질
sortase 효소로 합성됨

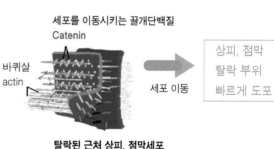

세포를 이동시키는 끌개단백질
Catenin

바퀴살
actin

세포 이동

상피, 점막
탈락 부위
빠르게 도포

탈락된 근처 상피, 점막세포
: 탈락 부위로 이동하여
염증 부위 메꿔줌

황련 Berberine: **Sortase** inhibitor ▶ 헬리코박터 증식 억제   반하 Oleic acid ▶ **Catenin** activator ▶ 세포이동 촉진

한 줄 톡   **위염증 부위 재생을 촉진시키는 한약제제**

Q 속쓰림의 원인은 무엇인가요?

A. 대부분 병원성헬리코박터가 분비하는 독소에 의해 점막세포가 탈락되고, 이후 점막세포에서 분비하는 점액이 감소하게 되므로 속쓰림이 생깁니다.

Q 병원성헬리코박터란 무엇인가요?

A. 평상시에는 비병원상태인데, 박테리오파지 감염에 의한 형질전환 또는 바이러스위염에 의한 상피세포 탈락에 의한 거주지 변화가 있을 때 병원성이 됩니다.

Q 치료 포인트는 어떻게 되나요?

A. 헬리코박터균의 증식을 억제시켜야 하고, 세포탈락 부위로 정상세포의 이동 도포를 촉진시켜야 합니다.

Q (권매 멘트)

A. 위염 부위 재생을 촉진시키는 한약제제입니다.

식도염 & 반하후박탕

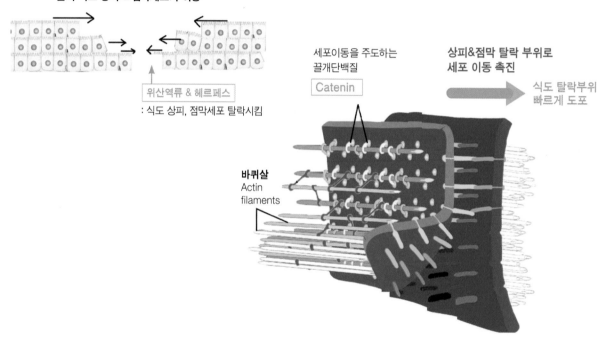

탈락된 부위를 메꿔주기 위해
근처 식도 상피 & 점막세포가 이동

위산역류 & 헤르페스

: 식도 상피, 점막세포 탈락시킴

세포이동을 주도하는
끌개단백질

Catenin

**상피&점막 탈락 부위로
세포 이동 촉진**

식도 탈락부위
빠르게 도포

바퀴살
Actin
filaments

반하 Oleic acid: Catenin 신호 Activator
반하후박탕 주성분: 반하

한 줄 톡   **식도염증 부위 재생을 촉진시키는 한약제제**

Q 식도염의 원인은 무엇인가요?

A. 위산과다에 의해 역류성식도염, 헤르페스 상피, 점막탈락식도염이 발생합니다.

Q 치료 원칙은 어떻게 되나요?

A. 상피, 점막 탈락 부위의 회복은 인근정상세포가 이동 후 도포를 통해 탈락 부위(=염증 부위)가 메꿔지면서 이루어집니다.

Q <반하후박탕> 약리는 어떻게 되나요?

A. 〈반하〉는 세포이동에 필요한 세포끌개단백질인 'catenin'을 활성화시킵니다.

Q 위산역류식도염과 헤르페스식도염을 권매할 때 차이가 있나요?

A. 위산역류식도염은 위장약과 반하후박탕을, 헤르페스식도염은 비타민과 반하후박탕을 권합니다.

Q 부작용은 무엇인가요?

A. 〈후박〉 알칼로이드는 간독성이 있으므로 간수치가 높은 경우나 활동성간염이 있는 경우에는 권매하지 않습니다.

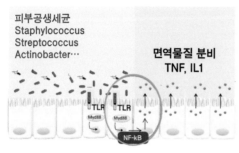

피부공생세균
Staphylococcus
Streptococcus
Actinobacter···

면역물질 분비
TNF, IL1

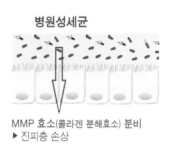

병원성세균

MMP 효소(콜라겐 분해효소) 분비
▶ 진피층 손상

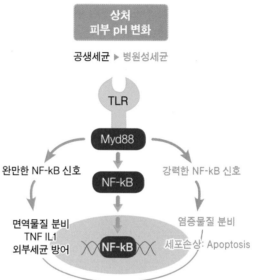

상처
피부 pH 변화

공생세균 ▶ 병원성세균

TLR

Myd88

완만한 NF-kB 신호

NF-kB

강력한 NF-kB 신호

면역물질 분비
TNF IL1
외부세균 방어

NF-kB

염증물질 분비

세포손상: Apoptosis

길경 Platycodin: TLR blocker ▶ NF-kB 효소 억제 ▶ 염증반응 억제

지실 Auraptene: MMP(matrix metallopeptidase) 분비 억제제 ▶ 진피층 손상 억제

배농산급탕 주성분: 길경, 지실

한 줄 톡 | 피부 소염작용이 있는 한약제제

Q 다래끼가 있습니다.

   A. 다래끼 염증에 잘 듣는 한방소염제를 드리겠습니다.

Q 종기가 있습니다.

   A. 종기염증에 잘 듣는 한약제제를 드리겠습니다.

Q 상처가 오래가네요.

   A. 피부손상을 억제시키는 한방소염제를 드리겠습니다.

Q 피부염증에 항생제와 보완할 약이 있을까요?

   A. 피부세균증식을 억제시키는 한약제제를 드리겠습니다.

Q 부작용은 무엇인가요?

   A. 〈감초〉가 들어 있어서 체액 증가에 의해 저칼륨혈증이 있습니다.
      평상시 이뇨제를 복용하는 분은 장복하면 안 됩니다.

자가소화 Autophage
: 세포 내 고물단백질 ● / 노화 세포소기관 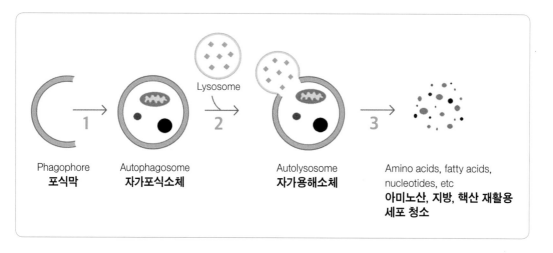 / 독소찌꺼기 ●

Phagophore **포식막**	**Autophagosome** **자가포식소체**	**Autolysosome** **자가용해소체**	**Amino acids, fatty acids, nucleotides, etc** **아미노산, 지방, 핵산 재활용** **세포 청소**

Lysosome

1 → 2 → 3 →

Aging 노화 ▶ **포식막** 생산 감소 ▶ 자가용해 감소 ▶ 세포노화 ▶ 세포 염증
　　　　▶ 관절염/근육염/신경염/요추염

우슬 Oleanolic acid ▶ AMPK효소 activator ▶ Phagophore(포식막) 생산 증가
소경활혈탕 주성분: 우슬

한줄톡　　**관절, 근육, 신경찌꺼기 청소 한약제제**

Q 장년(또는 고령자)이라 만성통증이 있는데, 보완약이 있을까요?

  A. 나이가 들면서 세포찌꺼기가 쌓여서 통증을 일으킵니다.
  세포찌꺼기를 해독시키는 한약제제를 드리겠습니다.

Q 다리가 너무 쑤시고 아픕니다.

  A. 신경찌꺼기를 해독시키는 한약제제를 드리겠습니다.

Q 근력이 많이 약한데, 근력 보완약이 있을까요?

  A. 근육세포찌꺼기를 해독시키는 한약제제를 드리겠습니다.

Q 디스크, 협착증이 있는데 보완약이 있을까요?

  A. 연골세포의 찌꺼기가 없어지면 디스크 건강에 도움이 됩니다.
  연골세포찌꺼기를 해독시키는 한약제제를 드리겠습니다.

Q 장복해도 되나요?

  A. 세포찌꺼기는 매일매일 생기니 장복하셔도 됩니다.
  〈감초〉가 들어 있으므로 붓거나 혈압이 높을 때는 복용하지 마십시오.

기관지염 원인 바이러스: Adenovirus/Rhinovirus/Flu/RSV/Coronavirus…

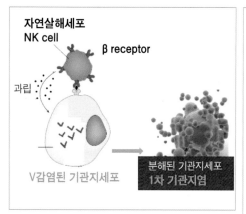

마황 Ephedrin: NK cell β receptor agonist

▶ **과립** 분비 억제

  : 1차 기관지염 억제

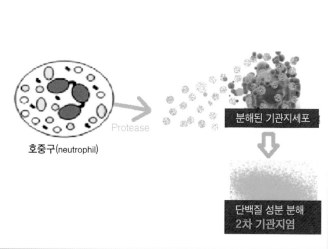

건강 Shagaol: H2O2 scavenger

▶ **호중구** protease 분비 억제

  : 2차 기관지염 억제

소청룡탕 주성분: 마황 & 건강

한 줄 톡   기관지염증을 억제시키는 한약제제

Q 기관지염 기침과 인후 기침은 어떻게 구별하나요?

A. 인후 기침은 감기 초기 증상이고 기관지염 기침은 항체 매개 기침이므로 감기가 걸리고 4~5일 경과한 후에 발생합니다.

Q 다른 구별법은 없나요?

A. 인후 기침은 목이 간질거리는 기침이고, 기관지염 기침은 속에서 올라오는 기침입니다.

Q 권매약에도 차이가 있나요?

A. 인후염 기침은 〈은교산〉을 쓰고, 기관지염 기침은 〈소청룡탕〉 씁니다.

Q 기침 증상을 호소했을 때 문진법은 어떻게 되나요?

A. 목이 간질거리는지 속에서 올라오는 기침인지 묻습니다.
초기 감기라면 며칠 됐는지 묻습니다.

Q 부작용은 무엇인가요?

A. 〈감초〉, 〈마황〉이 들어 있어서 혈압상승 우려가 있으니 혈압을 체크하시면서 복용하십시오.

피로회복 & 십전대보탕(十全大補湯)

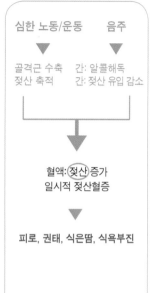

심한 노동/운동　음주

골격근 수축　간: 알콜해독
젖산 축적　간: 젖산 유입 감소

혈액: 젖산 증가
일시적 젖산혈증

피로, 권태, 식은땀, 식욕부진

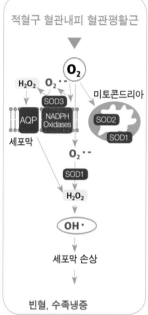

적혈구 혈관내피 혈관평활근

O_2

H_2O_2　$O_2 \cdot^-$

SOD3

AQP　NADPH Oxidases

세포막

미토콘드리아

SOD2

SOD1

$O_2 \cdot^-$

SOD1

H_2O_2

OH·

세포막 손상

빈혈, 수족냉증

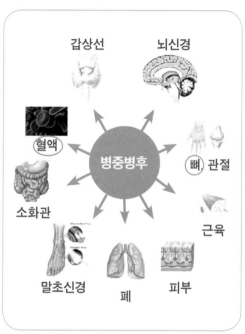

갑상선　뇌신경

혈액

소화관

병중병후

뼈 관절

근육

말초신경　폐　피부

계지 Cinnamic acid ▶ 젖산 해독제 ▶ **피로, 권태, 식은땀, 식욕부진** 개선

당귀 Decursin ▶ 적혈구 골격 유지제 ▶ **빈혈** 개선

백출 Atractylon ▶ 혈관내피 백혈구 부착 억제제 ▶ **수족냉증** 개선

천궁 Cnidilde ▶ 혈관평활근 α-Adrenergic receptor 억제제 ▶ **수족냉증** 개선

복령 Pachymic acid ▶ 혈소판2차응집 억제제 ▶ **수족냉증** 개선

작약 Paeonol ▶ $O_2 \cdot^-$ 제거제 ▶ **수족냉증** 개선

황기 Isoflavone ▶ OH· 제거제 ▶ **수족냉증** 개선

숙지황 Catalpol ▶ 골수자극제 ▶ **빈혈** 개선

인삼 Panaxgisenoside ▶ 세포재생 촉진제 ▶ **병중병후 세포재생제**

감초 Glycyrrhetinic acid ▶ Glucocorticoid 자극 지속제 ▶ ATP 생산 촉진 ▶ **세포재생** 촉진제

Q 십전대보탕은 어떤 약인가요?

A. 노동과 음주로 인해 발생되는 젖산을 해독시켜서 피로를 회복시킵니다.

Q 혈액순환에도 좋은가요?

A. 적혈구를 튼튼히 하는 당귀가 있고, 혈관벽에서 혈관을 수축시키는 백혈구를 청소하는 백출이 있어서 혈액순환에 좋습니다.

Q 식은땀이 나는데, 도움이 되나요?

A. 젖산과다로 식은땀이 날 수 있습니다.
〈계지〉는 젖산을 해독시켜서 식은땀을 완화시킵니다.

Q 십전대보탕은 체질과 관계없이 복용할 수 있나요?

A. 중증고혈압자는 〈인삼〉과 〈계지〉로 인해 혈압이 상승할 수 있으므로 모니터링하십시오. 그 외의 체질은 특별한 부작용 없이 복용할 수 있습니다.

피로/몸살/감기/과로 & 쌍화탕

감기	심한 노동/운동	심한 음주	당뇨약 복용자	빈혈/저혈압
골격근: 열 생산 골격근: 젖산 축적	골격근: 수축 골격근: 젖산 축적	간: 알코올해독 간: 젖산 유입 감소	골격근: 젖산 축적	허혈 조직: 젖산 축적

혈액으로 젖산 이동
일시적 젖산혈증

피로, 식은땀, 전신 권태감

계지 Cinnamin acid: 혈액젖산 해독제 → 젖산혈증 개선
당귀 Decursin: 적혈구 운동 증강제 → 조직허혈 개선

쌍화탕 주성분: 계지, 당귀

한 줄 톡 　피로물질 해독 한약제제 & 혈액순환 촉진 한약제제

Q 감기인데 쌍화탕을 먹어도 괜찮나요?

A. 쌍화탕은 해열작용을 하며 몸살 개선 효과가 있습니다.

Q 피곤한데 쌍화탕을 먹어도 괜찮나요?

A. 쌍화탕은 피로물질인 젖산을 해독시킵니다.

Q 자주 마셔도 되나요?

A. 장복이 가능하지만, 〈감초〉가 들어 있으므로 붓거나 혈압이 높을 때는 휴약하세요.

Q 초등학생이 먹어도 되나요?

A. 구성 약재 중 〈천궁〉은 소아에게는 부적합한 약재입니다. 먹지 않는 게 좋습니다.

만성소화불량 & 안중조기환

소화액 구성: 점액 + 중탄산 + 위산 + 펩신

Mucus 분비(pepsin으로부터 위벽 보호)
& **중탄산** 분비(**위산**으로부터 위벽 보호)

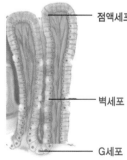

점막세포

점액세포

벽세포 — 위산 HCl 분비: Pepsinogen ▶ Pepsin 전환: 단백질 분해

주세포 — Pepsinogen 분비

G세포 — Gastrin 분비 ▶ 벽세포 자극

빈혈 체질/갑상선저하 체질/저혈압 체질/VITB12 부족/위축성위염
: 위장혈류량 저하 & 소화액 분비 저하 ▶ **저산증** ▶ 만성소화불량

점액세포

복령 Pachymic acid ▶ 혈전용해제

당귀 Decursin ▶ 적혈구 운동강화제 　　▶ 위장혈류량 증가 ▶ 점액 & 중탄산 분비 증가

황련 Berberine
굴피 Rutin 　▶　
> Acetylcholine 분해효소 억제제
> ▶ 벽세포 아세틸콜린 자극 지속 ▶ 위산 분비 증가

벽세포

G세포 — 나복자 Sinigrin ▶ G세포 칼슘유입촉진제 ▶ gastrin 분비 촉진 ▶ 위산 분비 증가

한 줄 톡　　**소화액 분비 촉진 한약제제**

Q 만성소화불량증이 있습니다.

A. 소화액 분비 부족으로 만성소화불량이 생깁니다.
소화액 분비를 촉진시키는 한약제제를 드리겠습니다.

Q 장년, 고령자인데 소화력이 너무 약해요.

A. 나이가 들면서 '저산증'이 됩니다.
소화액 분비를 촉진시키는 한방위장약을 드리겠습니다.

Q 소화제를 달고 삽니다.

A. 위장 혈액순환이 약한 체질은 만성소화불량이 됩니다.
위장 혈액순환을 돕는 한방위장약을 드리겠습니다.

Q 위염약을 오래 먹었습니다. 속은 안 쓰린데 소화가 안 됩니다.

A. 만성위염으로 위점막이 위축되면 저산증이 되어 소화가 안 됩니다.
위액이 잘 나오게 하는 한방위장약을 드리겠습니다.

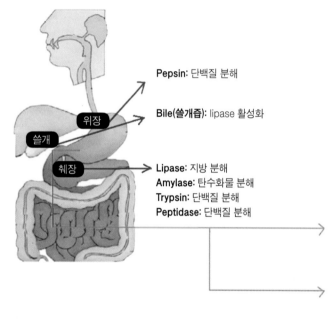

Pepsin: 단백질 분해

Bile(쓸개즙): lipase 활성화

위장

쓸개

췌장

Lipase: 지방 분해
Amylase: 탄수화물 분해
Trypsin: 단백질 분해
Peptidase: 단백질 분해

개자 & 나복자 Sinigrin
 ▶ 가스트린 분비 촉진
 ▶ Pepsin 활성화 ▶ **단백질** 분해

산사자 Quercetin ▶ 담즙 분비 촉진 ▶ **지방** 분해

신곡(누룩) Amylase ▶ **탄수화물** 분해
청피(귤껍질) Protease ▶ **단백질** 분해

향부자 Penene ▶ Cortisol 분비 억제제
 ▶ **스트레스 체기** 해소

익지인 Yakuchinone
 ▶ 위장평활근 Opioid agonist
 ▶ 위장평활근 이완 ▶ **복통** 해소

한 줄 톡 **한방 종합 소화제**

Q 한방소화제란 무엇인가요?

A. 예로부터 〈신곡(누룩)/겨자/산사자〉는 소화제로서 복용되어 왔습니다.
신곡(누룩)에는 탄수화물을 분해시키는 '아밀라제'가 들어 있습니다.
겨자(개자)는 소화액 분비를 촉진시키는 '시니그린'이 들어 있습니다.
산사자(아가위나무 열매)는 담즙 분비를 촉진시키는 '퀘르세틴'이 들어 있습니다.

Q 장복해도 되나요?

A. 한방소화제는 소화효소작용, 담즙 분비, 소화액 분비, 복통 개선, 스트레스체
기에 도움이 되므로 상비약 소화제로 장복하셔도 됩니다.

Q 부작용은 무엇인가요?

A. 성분 중에 〈오수유〉는 눈 피로와 시력 저하를 일으킬 수 있습니다.
눈 관련 증상이 있을 때는 복용하지 마십시오.

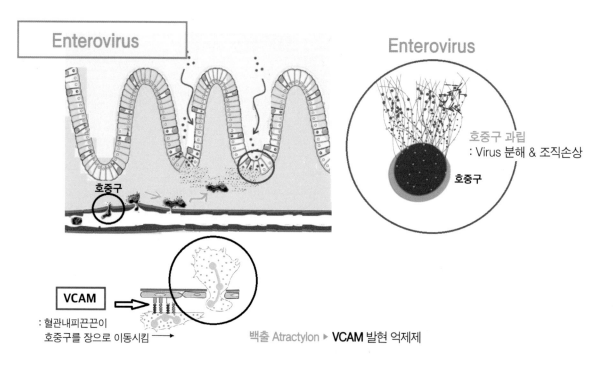

Enterovirus

Enterovirus

호중구

호중구 과립
: Virus 분해 & 조직손상

호중구

VCAM

: 혈관내피끈끈이
호중구를 장으로 이동시킴 ⟶

백출 Atractylon ▶ **VCAM 발현 억제제**

올위/올가 주성분: 백출

한 줄 톡 **장염 치료 한약제제**

Q 설사, 복통의 원인은 무엇인가요?

A. 대부분의 장염은 장염 바이러스가 소장융모세포 염소채널을 활성화시켜서 염소 분비를 증가시키고 삼투압성 설사를 일으킵니다.

Q 장염 악화 요인은 무엇인가요?

A. 장염 부위로 '호중구'가 모여서 항바이러스물질을 분비합니다. 항바이러스물질이 정상세포와 콜라겐조직까지 손상시켜서 장염 증상이 악화됩니다.

Q 장염에 필요한 약리는 무엇인가요?

A. '호중구'의 장 유입을 억제시켜야 합니다. '백출'은 혈액 속의 호중구가 장으로 이동할 때 필요한 '혈관내피끈끈이'를 차단시킵니다.

Q 필요한 생활 요법에는 무엇이 있나요?

A. 바이러스는 80℃ 이상의 온도에서 3~5분 안에 살균되므로 가열 음식 위주로 섭취해야 합니다.

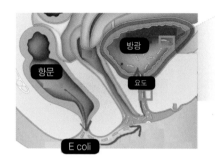

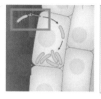

대장균이 선모(pili)라는 부착단백질을
이용하여 방광, 요도 상피 속으로 들어감
이후 방광, 요도 상피 염증 발생

용담 Gentianine: 대장균 pili 발현 억제제

▸ 대장균 부착능력 억제: 방광염, 요도염 억제

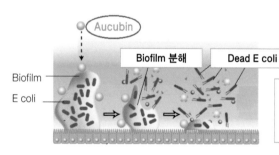

대장균이 biofilm 성분을 분비하여
보호막을 만들고 면역반응을 회피함

차전자 Aucubin: Biofilm 분해제 ▸ 대장균 보호막 제거

: 방광염, 요도염 억제

용담사간탕 주성분: 용담, 차전자

한 줄 톡 **방광염, 요도염에 항균효과가 있는 한약제제**

Q 소변을 자주 보고, 따끔거립니다.

   A. 요도염, 방광염에 항균력이 있는 한약제제를 드리겠습니다.

Q 소변을 참았더니 아랫배가 묵직해지면서 소변을 자주 봅니다.

   A. 소변을 참으면 방광세균이 증식합니다. 방광염증에 항균력이 있는 〈용담사간탕〉을 드리겠습니다.

Q 잠을 못 잤더니 소변을 자주 보고, 보고 나서도 개운치가 않습니다.

   A. 피곤하면 요도세균이 증식합니다. 요도염증에 항균력이 있는 한약제제를 드리겠습니다.

Q 방광염이 있을 때 상비약으로 먹어도 되나요?

   A. 초기방광염에 상비약으로 잘 듣습니다.

Q 내과진료도 받아야 되나요?

   A. 방광세균이 콩팥으로 올라가서 신우신염을 일으킵니다. 신우신염이 생기면 옆구리까지 묵직해집니다. 이런 경우, 내과진료를 받으셔야 합니다.

뇌흥분/심장흥분 & 우황청심원

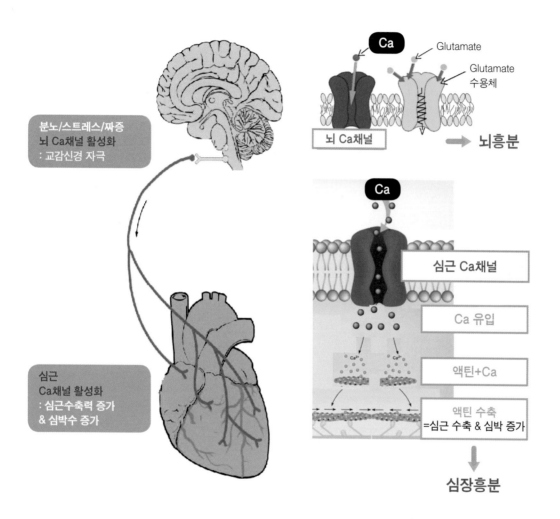

분노/스트레스/짜증
뇌 Ca채널 활성화
: 교감신경 자극

심근
Ca채널 활성화
: 심근수축력 증가
& 심박수 증가

Ca

Glutamate

Glutamate 수용체

뇌 Ca채널

➡ 뇌흥분

Ca

심근 Ca채널

Ca 유입

액틴+Ca

액틴 수축
=심근 수축 & 심박 증가

심장흥분

우황 Taurine: Ca채널 blocker

한 줄 톡 진정 효과가 있는 한약제제

Q 우황청심원의 약리는 어떻게 되나요?

A. 뇌흥분을 진정시키고, 심장흥분을 진정시킵니다.

Q 필요한 때는 언제인가요?

A. 흥분, 분노, 두통, 일시적 어지럼증, 두근거림, 일시적 혈압상승이 일어날 때입니다.

Q 변방과 원방의 차이는 어떻게 되나요?

A. 주성분 우황 함량은 변방의 경우 14㎎, 원방의 경우 45㎎입니다.

Q 장복해도 되나요?

A. 주성분인 <우황, 영양각, 용뇌>는 혈압을 떨어뜨릴 수 있으므로 저혈압 체질은 부적합합니다. 일반 체질자는 장복이 가능합니다.

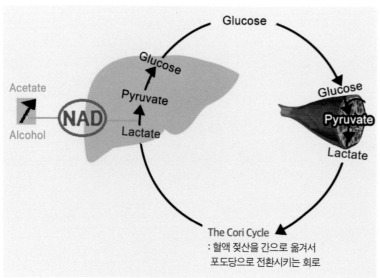

NAD

알코올을 초산으로 전환시키는 보효소
젖산을 피루브산으로 전환시키는 보효소

▼

알코올을 해독하면서 NAD 소진

▼

Cori cycle 정지

▼

혈액 젖산 쌓임

▼

젖산산증 발생: 혈액 pH 감소

▼

울렁거림/두통/무력감
= 숙취증상

계지 cinnamic acid ▶ 혈액 젖산 해독제

탄산수소나트륨 ▶ 혈액 pH 중화

Q 숙취가 심한데 어쩌죠?

　A. 숙취물질을 해독시키는 한약제제를 같이 드리겠습니다.

Q 숙취로 속이 울렁거리고 머리가 띵합니다.

　A. 숙취물질인 젖산을 해독시키는 술약을 드리겠습니다.

Q 숙취로 기운이 너무 없습니다.

　A. 젖산이 쌓이면 무력감이 생깁니다. 젖산해독 한약제제를 드리겠습니다.

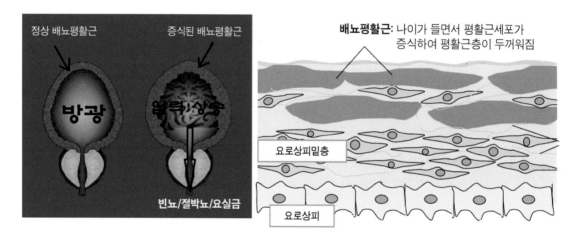

정상 배뇨평활근   증식된 배뇨평활근

방광   압력 상승

빈뇨/절박뇨/요실금

배뇨평활근: 나이가 들면서 평활근세포가
증식하여 평활근층이 두꺼워짐

요로상피밑층

요로상피

산수유 Ursolic acid: Smooth Muscle Proliferation 억제제

팔미(육미)환 주성분: 산수유

한 줄 톡   **방광 혈액순환을 돕는 한약제제**
(평활근증식은 상담용으로 어색하니, 혈액순환으로 사용)

Q 요실금, 빈뇨 내과약 복용 중인데 보완약이 있을까요?

A. 나이가 들면 방광근육이 두꺼워져서 방광용적이 감소합니다.
방광근육이 두꺼워지지 않도록 하는 한약제제를 드리겠습니다.

Q 꾸준히 먹으면 좋아지나요?

A. 1~2개월 장복해 보십시오.

Q 증상이 심할 때만 먹어도 되나요?

A. 비상약으로 그때그때 복용하셔도 됩니다.

Q 방광에만 작용하나요?

A. <육미, 팔미환>은 허리신경, 하체 혈액순환을 돕습니다.
요통이 있거나 하체근력이 약한 경우에도 복용합니다.

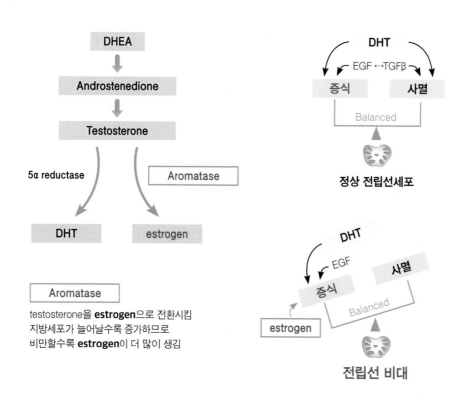

DHEA
↓
Androstenedione
↓
Testosterone

5α reductase / Aromatase

DHT / estrogen

Aromatase

testosterone을 **estrogen**으로 전환시킴
지방세포가 늘어날수록 증가하므로
비만할수록 **estrogen**이 더 많이 생김

DHT

EGF ↔TGFβ

증식 / 사멸

Balanced

정상 전립선세포

DHT

EGF

증식 / 사멸

estrogen

Balanced

전립선 비대

산수유 Ursolic acid: Aromatase 생산 억제제

팔미환 주성분: 산수유

한 줄 톡   전립선 혈액순환을 돕는 한약제제

Q 전립선비대약을 복용 중인데, 보완약이 있을까요?

A. 전립선증식을 억제시키는 한약제제가 있습니다.
양약과 병용하셔도 됩니다.

Q 양약처럼 즉시 효과가 있나요?

A. 3일 정도 복용하시면 완화 효과를 볼 수 있습니다.

Q 생활 요법이 있나요?

A. 지방세포에서 전립선증식물질을 만듭니다.
체중을 줄이시면 많이 좋아집니다.

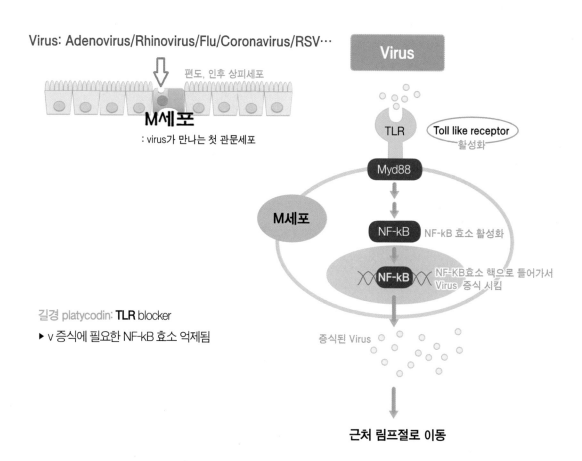

Virus: Adenovirus/Rhinovirus/Flu/Coronavirus/RSV…

편도, 인후 상피세포

M세포

: virus가 만나는 첫 관문세포

Virus

TLR (Toll like receptor) 활성화

Myd88

NF-kB NF-kB 효소 활성화

M세포

NF-KB NF-KB효소 핵으로 들어가서 Virus 증식 시킴

길경 platycodin: **TLR** blocker

▸ v 증식에 필요한 NF-kB 효소 억제됨

증식된 Virus

근처 림프절로 이동

은교산 주성분: 길경

한 줄 톡 **편도염증, 인후염증을 치료하는 한약제제**

Q 편도, 인후 통증을 권매할 때 상담 멘트는 어떻게 되나요?

A. 편도, 인후염에 소염작용이 있는 한약제제입니다.

Q 인후염 기침 문진법은 어떻게 되나요?

A. 목이 간질거리는지, 감기 초기인지 묻습니다.
목 간질거림 없이 속에서 올라오거나 며칠 된 기침은 기관지염 기침입니다.

Q 인후염 기침과 기관지염 기침은 약 권매에 차이가 있나요?

A. 인후염 기침은 〈은교산〉을, 기관지염 기침은 〈소청룡탕〉을 권합니다.

Q 부작용은 무엇인가요?

A. 〈감초〉는 혈압을 올릴 수 있으니 '스탠트' 시술자는 주의합니다.
〈우방자〉는 혈압을 떨어뜨릴 수 있으니 '저혈압' 체질은 주의합니다.

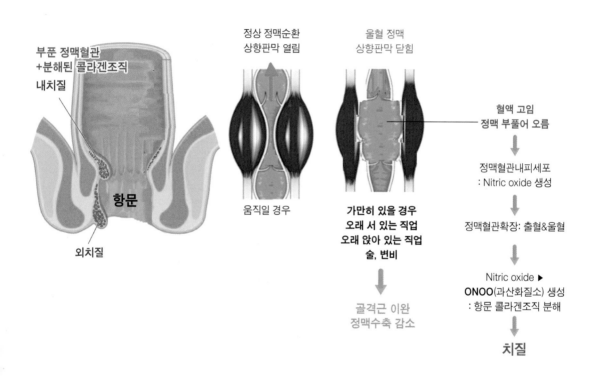

**부푼 정맥혈관
+분해된 콜라겐조직**
내치질

항문

외치질

정상 정맥순환
상향판막 열림

움직일 경우

울혈 정맥
상향판막 닫힘

**가만히 있을 경우
오래 서 있는 직업
오래 앉아 있는 직업
술, 변비**

골격근 이완
정맥수축 감소

혈액 고임
정맥 부풀어 오름

정맥혈관내피세포
: Nitric oxide 생성

정맥혈관확장: 출혈&울혈

Nitric oxide ▶
ONOO(과산화질소) 생성
: 항문 콜라겐조직 분해

치질

황금 Baicalin: ONOO 해독제
을자탕 주성분: 황금

Q 치질 때문에 통증, 출혈, 부종이 있습니다.

   A. 항문정맥 혈류장애로 치질이 생깁니다.
      항문정맥 혈액순환을 돕는 한약제제를 드리겠습니다.

Q 직업 때문에 치질이 반복되는데 어쩌죠?

   A. 오래 걷거나 한 자세로 오래 있으면 정맥혈액이 고입니다.
      정맥순환을 촉진시키는 한약제제를 드리겠습니다.

Q 장복해도 되나요?

   A. 단기 요법, 장기 요법 모두 가능합니다.

Q 부작용은 무엇인가요?

   A. 〈황금〉 알칼로이드는 간수치가 높을 때는 복용하지 않습니다.

복통/생리통/근육통/근육경련 & 작약감초탕

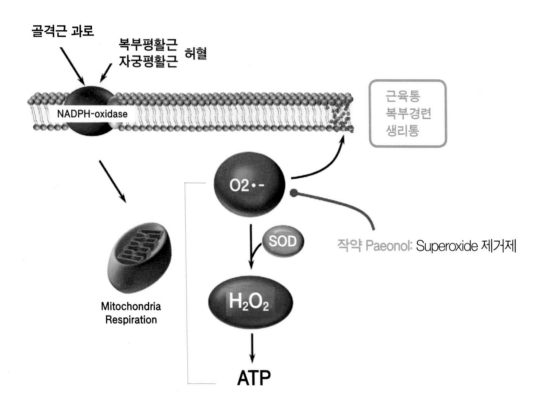

골격근 과로

복부평활근
자궁평활근 허혈

NADPH-oxidase

근육통
복부경련
생리통

O2·-

SOD

작약 Paeonol: Superoxide 제거제

Mitochondria
Respiration

H₂O₂

ATP

한줄톡 근육독소를 해독하는 한약제제

Q 복부 경련이 있습니다.

A. 활성산소 때문에 근육경련이 생깁니다.
활성산소를 해독시켜주는 한약제제를 드리겠습니다.

Q 근육통이 심합니다.

A. 근육을 뭉치게 하는 활성산소를 없애는 한약제제를 드리겠습니다.

Q 생리통이 심합니다.

A. 자궁근육의 활성산소를 없애는 한약제제를 드리겠습니다.

Q 복부경련이 자주 생깁니다.

A. 〈작약감초탕〉을 상비약으로 가지고 계시다가 진경제와 같이 복용하십시오.

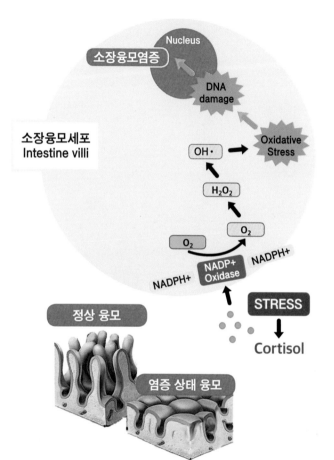

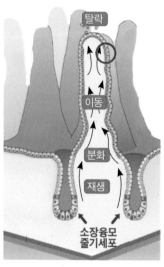

소장융모염증

Nucleus

DNA damage

소장융모세포
Intestine villi

Oxidative Stress

OH·

H_2O_2

O_2

O_2

NADPH+

NADP+ Oxidase

NADPH+

정상 융모

염증 상태 융모

STRESS

Cortisol

탈락

이동

분화

재생

소장융모 줄기세포

소장융모세포 운명

소장융모세포=villi
융모줄기세포에서 재생 후 위쪽으로
이동해 꼭대기에서 탈락
▶ 약 5일 소요

인삼 Ginsenoside ▶ TGF-β 생산 촉진제 ▶ 줄기세포재생 촉진
장나환 주성분: 인삼

Q '과민성장증상' 주요 증상은 무엇인가요?

　A. 화장실을 자주 가며, 묽은 변을 보고, 찬 음식에 민감합니다.

Q 과민성장증상 체질자의 소장 상태는 어떤가요?

　A. 소화효소를 분비하고 영양을 흡수하는 융모세포가 많이 소실되어 있습니다.

Q 과민성장증상의 치료 원칙은 어떻게 되나요?

　A. 융모세포재생을 촉진시켜야 합니다.

Q 장나환, 장편환, 온장환 등의 약리는 어떻게 되나요?

　A. 주성분인 〈인삼〉이 소장줄기세포의 재생에 필요한 TGF 생산을 촉진시킵니다.

Q 복용 권매 기간은 어떻게 되나요?

　A. 2~3개월입니다.

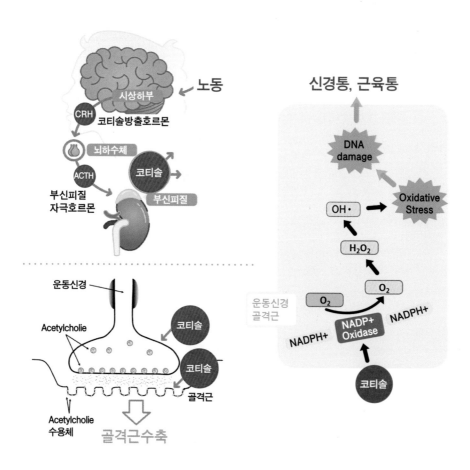

향부자 Penene: GABA 수용체 agonist ▸ **코티솔** 분비 억제

오가피 Daucosterol: DHEA 생성 촉진제 ▸ 코티솔호르몬 수용체 선점 ▸ **코티솔** 작용 억제

신쾌환, 정통환, 쾌담환 주성분: 향부자, 오가피

Q 근육통이 있습니다.

   A. 근육피로물질을 해독시키는 한약제제를 드리겠습니다.

Q 일을 무리했더니 다리가 저리고 쑤시네요.

   A. 신경피로물질을 해독시키는 한약제제를 드리겠습니다.

Q 현장 일을 해서 근육통, 신경통이 자주 있는데 장복해도 되나요?

   A. 피로물질은 매일매일 생기므로 장복하셔도 됩니다.

Q 마그네슘을 먹고 있는데, 병용해도 괜찮나요?

   A. 마그네슘도 근육, 신경피로물질 해독제입니다. 같이 드시면 더욱 좋습니다.

Q 헤르페스 신경통이 있습니다. 보완약이 있을까요?

   A. 신경염증을 가라앉히는 한약제제를 드리겠습니다.

Q 부작용은 무엇인가요?

   A. <감초>가 들어 있어서 부종이 생길 수 있습니다. 부종이 생기거나 혈압이 높을 때는 복용하지 않습니다.

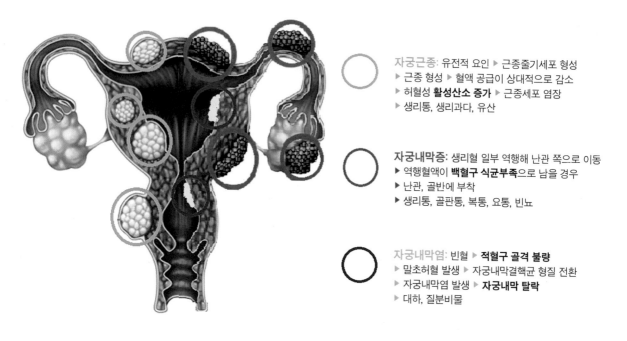

자궁근종: 유전적 요인 ▶ 근종줄기세포 형성
▶ 근종 형성 ▶ 혈액 공급이 상대적으로 감소
▶ 허혈성 **활성산소 증가** ▶ 근종세포 염장
▶ 생리통, 생리과다, 유산

자궁내막증: 생리혈 일부 역행해 난관 쪽으로 이동
▶ 역행혈액이 **백혈구 식균부족**으로 남을 경우
▶ 난관, 골반에 부착
▶ 생리통, 골판통, 복통, 요통, 빈뇨

자궁내막염: 빈혈 ▶ **적혈구 골격 불량**
▶ 말초허혈 발생 ▶ 자궁내막결핵균 형질 전환
▶ 자궁내막염 발생 ▶ **자궁내막 탈락**
▶ 대하, 질분비물

작약 Paeonol: **활성산소 superoxide** 제거제

진피 Rutin: 백혈구 항산화효소 작용 ▶ **백혈구 식균 촉진** ▶ 역행혈액 식균

당귀 Decursin: **적혈구 골격 강화제** ▶ 말초허혈 개선

아교 Glycine/Proline/Hydroxyproline/Alanine: Collagen 원료 ▶ **자궁내막 합성 촉진**

Q 생리통이 심합니다. 보완약이 있을까요?

　A. 생리 중에 증가되는 활성산소가 생리통의 원인입니다.
　　활성산소를 해독시키는 한약제제를 드리겠습니다.

Q 생리통증으로 복통과 골반통까지 있습니다.

　A. 생리혈 일부가 골반 쪽으로 역행합니다. 생리혈 식균을 도와주는 한약제제
　　를 드리겠습니다.

Q 생리과다가 있습니다.

　A. 자궁근종으로 자궁내막표면적이 커지면 생리혈이 많아집니다.
　　자궁근종증식을 억제시키는 한약제제를 드리겠습니다.

Q 자궁 건강을 위해서 장복할 수 있나요?

　A. 대부분의 여성에게 경중만 다를 뿐 자궁근종, 자궁내막증이 존재합니다.
　　평상시 생리불순이 있으면 몇 달 정도 장복하길 권합니다.

Q 부작용은 무엇인가요?

　A. 〈감초〉가 있으므로 중증고혈압자, 스탠트 시술자는 단기 복용합니다.
　　〈현호색〉이 있으므로 구역이 날 수 있습니다.

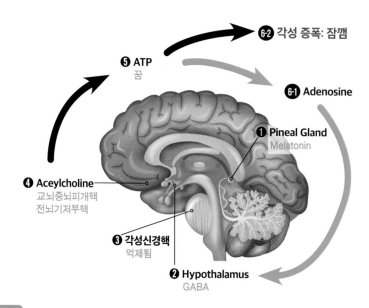

⑥-2 각성 증폭: 잠깸

⑤ ATP
꿈

⑥-1 Adenosine

① Pineal Gland
Melatonin

④ Aceylcholine
교뇌중뇌피개핵
전뇌기저부핵

③ 각성신경핵
억제됨

② Hypothalamus
GABA

수면 과정

① 송과선 멜라토닌 ▶ ② 시상하부 GABA ▶ ③ 각성신경핵 억제: 비렘수면(세포해독) ▶ **⑥-1 아데노신 증가**
▶ ④ 교뇌기저부 & 전뇌기저부핵: Ach & 렘수면(정서해독) ▶ ⑤ 꿈: ATP 증가 ▶ **⑥-2** GABA 부족 ▶ **각성증폭: 잠깸**

산조인(sanjoinine): Glutamate decarboxylase 활성화 ▶ GABA 생산 촉진
천왕보심단 주성분: 산조인

한 줄 톡 | **수면호르몬이 잘 나오게 하는 한약제제**
(GABA는 신경물질이지만, 호르몬이 상담용으로 적합)

Q 수면제 말고 불면증 보완약이 있을까요?

A. '수면호르몬'이 잘 나오도록 도와주는 한약제제를 드리겠습니다.

Q 수면제를 복용 중인데, 효과가 약하네요.

A. 수면호르몬이 잘 나오면 숙면에 도움이 됩니다. 〈천왕보심단〉을 드리겠습니다.

Q 잠이 안 올 때만 상비약으로 복용해도 되나요?

A. 특별한 부작용이 없습니다. 상비약으로 복용하셔도 됩니다.

Q 수면제와 병용하면 수면제 용량을 줄이거나 끊을 수 있나요?

A. 수면호르몬 분비가 잘 되어 수면 습관이 좋아지면 수면제 용량을 줄이거나 복용 횟수를 줄일 수 있습니다.

Q 부작용은 무엇인가요?

A. 고령자는 매일 복용하는 것보다 증상이 있을 때만 단기 요법으로 복용하십시오.

화병 & 천왕보심단

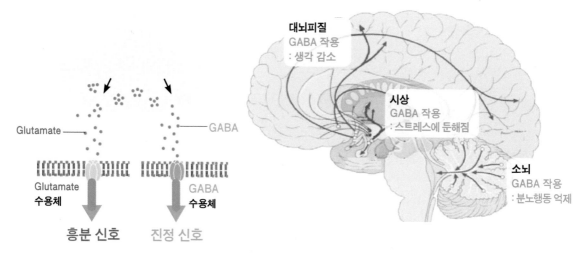

O GABA 생성되는 곳
→ GABA 작용하는 곳

대뇌피질
GABA 작용
: 생각 감소

시상
GABA 작용
: 스트레스에 둔해짐

소뇌
GABA 작용
: 분노행동 억제

Glutamate ———

——— GABA

Glutamate
수용체

GABA
수용체

흥분 신호

진정 신호

백자인 Thojene ▶ **GABA** 수용체 agonist
▶ 신경 안정 ▶ 화병 치료

천왕보심단 주성분: 백자인

Q 화병이 있습니다.

A. '스트레스호르몬'이 화병을 만듭니다.

스트레스호르몬을 해독시키는 한약제제를 드리겠습니다.

Q 스트레스가 심한데, 진정제 있을까요?

A. 한방진정제를 드리겠습니다. 스트레스호르몬을 해독시킵니다.

Q 상비약으로 복용이 가능한가요?

A. 스트레스가 심하면 그때그때 복용하십시오.

Q 신경안정제를 먹고 있는데, 병용해도 되나요?

A. 심할 때는 병용하세요. 아니면 먼저 한방진정제를 드시고, 효과가 약할 때 신경안정제를 추가로 드셔도 됩니다.

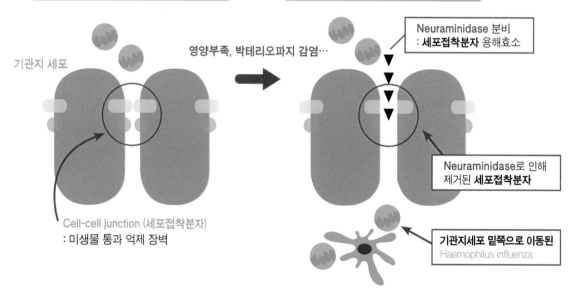

Haemophilus influenza
평상시 비병원성 기관지 거주 세균

병원성 세균으로 전환

기관지 세포

영양부족, 박테리오파지 감염···

Neuraminidase 분비
: **세포접착분자** 용해효소

Neuraminidase로 인해
제거된 **세포접착분자**

Cell-cell junction (세포접착분자)
: 미생물 통과 억제 장벽

기관지세포 밑쪽으로 이동된
Haemophilus influenza

기관지 안쪽 대식세포
: 염증반응 일으킴
▶ **만성가래, 만성기침** 발생

상백피 Amyrin: <u>Neuraminidase</u> 분비 억제제
청폐탕 주성분: 상백피

한 줄 톡   기관지세균 항균 한약제제

Q 만성기침, 만성가래의 문진법은 어떻게 되나요?

A. 감기인인지 천식인지 묻습니다. 감기도 아니고 천식도 아니면 〈청폐탕〉을 권매합니다.

Q 기관지 면역력이 약하면 어떡하죠?

A. 기관지 면역력이 약하면 기관지세균에 의해 만성기관지염이 발생합니다. 기관지 면역력을 높여주는 한약제제를 권합니다.

Q 복용법은 어떻게 되나요?

A. 기침, 가래가 심할 때는 하루 3회, 평상시 용법으로는 하루 1~2회 복용합니다.

Q 부작용은 무엇인가요?

A. 〈감초〉의 일반적 주의사항은 체액 증가로 부을 수 있고, 그에 따라 혈압이 상승할 수 있다는 것입니다. 혈압이 높아지거나 부을 경우에는 복용을 중단하시기 바랍니다.

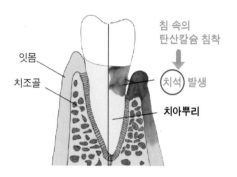

침 속의
탄산칼슘 침착

잇몸

치조골

(치석) 발생

치아뿌리

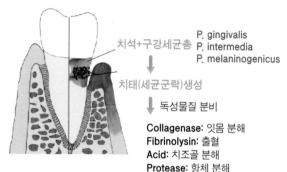

치석+구강세균총

P. gingivalis
P. intermedia
P. melaninogenicus

치태(세균군락)생성

독성물질 분비

Collagenase: 잇몸 분해
Fibrinolysin: 출혈
Acid: 치조골 분해
Protease: 항체 분해

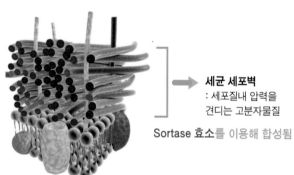

세균 세포벽
: 세포질내 압력을
견디는 고분자물질

Sortase 효소를 이용해 합성됨

황련 Berberine: **Sortase** inhibotor

세포벽 합성 억제, 세포질 압력에 의해 용균됨

▶ 세균군락 제거

사위탕(치골단/은치환…) 주성분: 황련

Q 잇몸이 붓고 아픕니다.

A. 잇몸세균 항균작용이 있는 한약제제를 드리겠습니다.

Q 잇몸이 안 좋은데 장복해도 되나요?

A. 만성치주염의 원인이 되는 치주세균을 억제시키므로 장복하셔도 됩니다.

Q '인사돌', '이가탄' 같은 약과 병용해도 되나요?

A. 병용하시면 치주염 치료 효과가 더 좋아집니다.

Q 부작용은 무엇인가요?

A. 〈황련〉 알칼로이드는 간에 부담을 줍니다.
간수치가 높거나 활동성간염이 있을 때는 복용하지 않습니다.

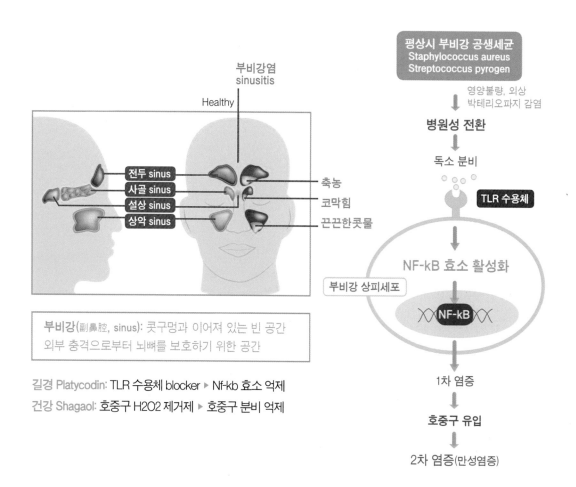

부비강염
sinusitis

Healthy

평상시 부비강 공생세균
Staphylococcus aureus
Streptococcus pyrogen

영양불량, 외상
박테리오파지 감염

병원성 전환

독소 분비

TLR 수용체

전두 sinus
사골 sinus
설상 sinus
상악 sinus

축농
코막힘
끈끈한 콧물

부비강 상피세포

NF-kB 효소 활성화

NF-kB

부비강(副鼻腔, sinus): 콧구멍과 이어져 있는 빈 공간
외부 충격으로부터 뇌뼈를 보호하기 위한 공간

길경 Platycodin: TLR 수용체 blocker ▶ Nf-kb 효소 억제

건강 Shagaol: 호중구 H2O2 제거제 ▶ 호중구 분비 억제

1차 염증

호중구 유입

2차 염증(만성염증)

쾌비정 주성분: 길경, 건강

Q 축농증으로 이비인후과 약을 먹고 있는데 보완약이 있을까요?

A. 비강염증을 완화시키는 한약제제를 드리겠습니다.

Q 축농증이 반복되는데, 한약제제를 장복해도 되나요?

A. '쾌비정'은 비강세균의 독성반응을 억제시키는 약입니다. 축농증의 원인을 제거할 수 있으므로, 증상이 있을 때마다 1~2주 복용하십시오.

Q 증상이 없을 때도 예방용으로 복용해도 되나요?

A. 축농증이 생기는 시기와 환경에 있을 때는 하루 1번, 예방용으로 복용할 수 있습니다.

Q 부작용은 무엇인가요?

A. 〈감초〉가 들어 있으므로, 스탠트 시술자와 중증고혈압자는 단기 복용합니다. 일반인의 경우, 복용 중에 부종이 생기면 복용을 중단합니다.
또한, 〈황금〉이 들어 있으므로 만성간염 환자는 단기 복용합니다.